Devenir non-fumeur

Comment identifier facilement les causes de votre dépendance à la nicotine, les éliminer étape par étape et arrêter de fumer durable-ment

Armin Schober

CONTENU

Ce qui vous attend dans ce livre

"L'homme est un animal d'habitude". Vous avez certainement déjà entendu ce proverbe quelque part. Mais pourquoi placer cette citation au début d'un guide pour vaincre la dépendance à la nicotine ? Eh bien, la signification de ce proverbe signifie que l'homme aime répéter exactement ce qui s'avère bon pour lui. Fumer des cigarettes permet de se détendre, d'augmenter la concentration et de favoriser l'éveil. Vous avez probablement l'habitude de fumer une cigarette en attendant le bus ou pour tromper l'ennui. Cela semble positif, non ? Le temps passe plus vite et vous trouverez peut-être encore un interlocuteur sympathique dans le coin fumeur. Mais alors, pourquoi avez-vous pris ce guide en main ? Je suppose que vous voulez atteindre un objectif : Devenir non-fumeur. En effet, outre les effets positifs, le tabagisme entraîne toute une série d'effets négatifs. Cependant, notre cerveau est une masse si malléable qu'elle facilite notre consommation répétée.

Ce guide vous explique pourquoi le soulagement n'est pas un aspect positif dans ce cas. Vous pourrez également apprendre comment les chats affamés et les chiens baveux contribuent à rendre plus difficile l'abandon des substances qui créent une dépendance. En connaissant les conséquences de la consommation de nicotine et les avantages pour la santé qui vous attendent lorsque vous aurez arrêté de fumer, vous deviendrez un expert dans ce domaine. La partie la plus importante est toutefois constituée de conseils pratiques et d'exercices qui vous permettront de vaincre votre dépendance et de faire évoluer vos habitudes dans une autre direction.

Vous découvrirez dans les pages suivantes de ce guide ce que vous devez faire exactement. Car le bon moment, c'est maintenant.

La consommation de nicotine en général

FAITS ET CHIFFRES

Le tabagisme est très répandu dans la population et présente un risque potentiel élevé. En 2015, environ 19 millions de personnes fumaient dans la population allemande. Les prévisions pour 2020 sont d'environ 18 millions de fumeurs. L'Institut Robert Koch estime que, rien qu'en Allemagne, entre 100.000 et 140.000 personnes meurent chaque année de maladies liées à la consommation de tabac. Au niveau mondial, les chiffres sont d'environ sept millions de décès. Cela signifie que 13% de tous les décès sont dus aux conséquences du tabagisme. Le pourcentage de décès liés au

tabagisme passif est de 2 %. Le tabac est donc la princi-
pale cause de décès évitable dans le monde occidental.
La bonne nouvelle réside toutefois dans une prévision
de l'Organisation mondiale de la santé qui reconnaît
une tendance à la baisse du nombre de fumeurs. Cette
tendance est également visible chez les jeunes de 12 à
17 ans. Si vous avez pris ce guide en main, vous allez
certainement bientôt contribuer vous aussi à la baisse
des chiffres dans les statistiques.

QU'EST-CE QUE LA TOXICOMA-NIE ?

La toxicomanie est définie comme l'utilisation récurrente et nocive d'une substance psychotrope en raison
d'un besoin impérieux de consommer. Les personnes
concernées font l'expérience d'une perte de contrôle
lorsqu'elles tentent de s'abstenir. En cas d'abstinence,
des symptômes de sevrage physiques et/ou psychologiques apparaissent. La quantité de substance
consommée doit être augmentée pour obtenir l'effet
désiré. La consommation et l'obtention de la substance
dominent alors le quotidien des personnes concernées.
Les substances psychotropes entraînent une modifica-
tion du psychisme et de la conscience et ont donc une
influence sur les processus psychiques.

Le terme "addiction" est souvent utilisé dans la vie

quotidienne. L'addiction est le terme familier utilisé pour désigner différentes pathologies médicales et/ou psychologiques et désigne en fait la dépendance. Dans le langage professionnel, le terme "addiction" n'est généralement plus utilisé, car il est souvent associé à une condamnation des personnes concernées. Pour la médecine et la psychologie, il est important de considérer la dépendance comme une maladie.

La notion d'"abus de drogue" doit être distinguée de la toxicomanie. Il s'agit de l'utilisation récurrente d'une substance psychotrope qui continue à être consommée malgré la connaissance des problèmes sociaux, professionnels, psychologiques ou physiques causés par sa consommation. Cela signifie qu'il y a dépendance lorsqu'une personne a besoin d'une certaine substance pour se sentir bien. On parle d'abus pour toute consommation qui entraîne des dommages physiques, psychologiques et/ou sociaux.

Il existe un large éventail de substances susceptibles d'entraîner une dépendance. Ces substances peuvent être divisées en trois groupes d'effets : effet dépresseur, effet hallucinogène et effet activateur. Les substances à effet dépresseur incluent l'alcool et les opioïdes. Le représentant le plus connu des substances ayant un effet hallucinogène est le LSD. La nicotine, la caféine, la cocaïne, les amphétamines et les stimulants font partie du groupe des substances ayant un effet activant. Pour savoir pourquoi cela n'est que partiellement vrai pour la nicotine, consultez le chapitre sur les effets de la nicotine.

QU'EST-CE QUI FAIT PARTIE DE LA CONSOMMATION DE NICO-TINE ?

La première chose qui vous vient probablement à l'esprit est la cigarette. Mais les cigarettes ne constituent qu'un élément de la "famille de la nicotine". Les autres éléments sont les cigarettes électroniques, les cigares, les pipes, les narguilés et les vaporisateurs de tabac, ainsi que les produits de consommation "sans fumée", à savoir le tabac à chiquer, le tabac à priser et les patchs à la nicotine. Le tabagisme passif fait également partie de la consommation de nicotine.

Fumer des e-cigarettes, également connues sous le nom *de "vapotage"*, est considéré comme une alternative plus saine que de fumer des cigarettes traditionnelles. Pour savoir si c'est effectivement le cas, consultez le chapitre sur les effets nocifs de la consommation de nicotine. L'utilisation de la pipe à eau ou shisha est particulièrement populaire chez les jeunes.

Près d'un tiers des jeunes Allemands âgés de 12 à 17 ans ont déjà fumé le narguilé. Cette alternative sera également examinée plus en détail dans une section ultérieure. En règle générale, ce n'est pas le mode de consommation qui est dangereux pour la santé, mais le tabac lui-même.

Conséquences néfastes de la consommation de nicotine

Fumer nuit à presque tous les organes de notre corps. Dans les sections suivantes, vous découvrirez les conséquences néfastes de la consommation de nicotine. La sélection se limite aux conséquences de la cigarette, de l'e-cigarette et du tabagisme passif, car ces formes de consommation sont particulièrement représentées.

TOXINES DANS LA FUMÉE DE TA-
BAC

Avant d'aborder les conséquences négatives, j'aimerais vous expliquer brièvement quelles sont les substances nocives contenues dans les cigarettes, les e-cigarettes et les narguilés. La fumée de tabac est un mélange de plus de 5 000 substances. Il s'agit notamment de la nicotine, de substances toxiques comme l'ammoniaque et l'oxyde de soufre, ainsi que de substances cancérigènes comme l'arsenic et le chrome.

Il se peut que certaines substances n'aient pas d'effet nocif en soi. Ce sont les interactions qui se produisent entre les substances qui les rendent dangereuses. Elles se renforcent alors mutuellement. Fumer une e-cigarette entraîne le chauffage d'un liquide qui produit un aérosol, lui-même composé de petites particules de liquide. En fonction de la puissance, du type d'e-cigarette, du liquide utilisé et du comportement de l'utilisateur, différentes substances toxiques et cancérigènes peuvent être présentes. Il s'agit notamment du formaldéhyde, de l'acétaldéhyde, de l'acroléine, des composés oxygénés réactifs et des métaux.

Les substances nocives contenues dans l'aérosol sont généralement moins concentrées que dans la fumée de tabac, mais certaines substances peuvent atteindre des concentrations similaires, voire supérieures, à celles de la fumée de tabac. Une session de narguilé équivaut à fumer 100 cigarettes. Dans un narguilé, on fume du tabac de différentes saveurs. Selon le Centre allemand de recherche sur le cancer, cette fumée est aussi nocive que la fumée d'une cigarette traditionnelle.

Les ingrédients sont la nicotine et au moins 82 substances nocives, des métaux toxiques et du monoxyde de carbone. Parmi celles-ci, 27 substances ont été identifiées comme cancérigènes. Avec la pipe à eau, il est possible de consommer du tabac sans nicotine. Cette fumée ne contient alors pas de nicotine, mais toutes les autres substances dangereuses. Les conséquences de cette consommation sont similaires à celles de la cigarette et de l'e-cigarette et ne seront donc pas traitées comme un sous-thème distinct.

Le tabagisme passif consiste à inhaler involontairement la fumée de tabac présente dans l'air ambiant. Cela peut se produire d'une part en inhalant l'air expiré par un fumeur, mais aussi en allumant une cigarette entre les bouffées.

Cet effet est appelé fumée secondaire et constitue la majeure partie de l'exposition à la fumée de tabac. De nombreuses substances toxiques sont en effet beaucoup plus concentrées dans la fumée secondaire que dans l'air expiré par un fumeur.

CONSÉQUENCES NÉGATIVES DE LA CONSOMMATION DE NICO-TINE

La consommation de tabac entraîne de nombreuses maladies et problèmes de santé. La section suivante traite des conséquences de la consommation de nicotine, réparties entre le tabagisme des cigarettes, le tabagisme des e-cigarettes et le tabagisme passif.

Conséquences du tabagisme des cigarettes

La fumée de tabac contient de nombreuses substances qui sont absorbées très rapidement et efficacement par les poumons lors de l'inhalation. Les organes et systèmes organiques suivants sont directement affectés par les substances nocives contenues dans le tabac : le cerveau, le système respiratoire, le système cardiovasculaire, les os et les articulations, les yeux, la santé dentaire, l'estomac et les intestins ainsi que le système reproducteur.

Le cerveau. Le risque d'accident vasculaire cérébral est deux à quatre fois plus élevé pour un fumeur que pour un non-fumeur. En outre, comme vous l'apprendrez dans le chapitre sur les processus cérébraux, c'est dans le cerveau que se crée la dépendance, c'est-à-dire la mémoire de la dépendance. L'apparition d'une démence peut également constituer un risque. Une étude menée par Livingston et ses collègues en 2020 a montré que près de la moitié des cas de démence sont évitables. Cela s'explique par des facteurs de risque, tels que le tabagisme, que l'individu peut contrôler et donc éviter.

Les voies respiratoires. Les autres conséquences du tabagisme sont les maladies aiguës et chroniques des voies respiratoires. La broncho-pneumopathie chronique obstructive (BPCO), également connue sous le nom de toux du fumeur, est particulièrement fréquente. Mais la tuberculose et l'asthme peuvent également survenir à la suite de la consommation de tabac.

Le système cardiovasculaire. Une étude de l'Emerging Risk Factors Collaboration (2019) a montré que les fumeurs actifs ont plus d'un tiers de risques supplémentaires de souffrir d'une embolie pulmonaire. L'embolie pulmonaire est généralement précédée de caillots sanguins, qui peuvent être aggravés par le tabagisme. Les fumeuses ont six fois plus de risques de subir un infarctus du myocarde. Les hommes fumeurs ont un risque trois fois plus élevé que les non-fumeurs.

Le tabagisme multiplie le risque de mort subite cardiaque chez les hommes par rapport aux femmes, et ce tout au long de leur vie. Les hommes sont environ cinq fois plus susceptibles d'être touchés. D'autres facteurs de risque de mort subite d'origine cardiaque sont l'hypertension, l'hypercholestérolémie et le diabète de type 2, qui peuvent également être des conséquences de la consommation de tabac. D'autres maladies possibles sont l'athérosclérose et les maladies artérielles périphériques occlusives, également connues sous le nom de "jambe du fumeur".

Os, articulations, yeux, santé dentaire, estomac et intestins. Au niveau des os et des articulations, de l'arthrite rhumatoïde et des fractures de la hanche peuvent apparaître. Une diminution de la solidité des os peut être observée chez les femmes ménopausées. Le tabagisme est associé à un risque accru de cécité et de cataracte, et dans le domaine de la santé dentaire, on peut observer des maladies parodontales, des caries et des échecs d'implants dentaires. Les maladies inflammatoires chroniques de l'intestin et les ulcères gastriques sont également très fréquents.

Reproduction. Dans le domaine de la reproduction, des troubles de l'érection, une baisse de la fertilité et des complications de la grossesse peuvent survenir. Des études montrent que des modifications du patrimoine génétique se produisent pendant la grossesse et qu'elles affectent durablement l'enfant. L'échographie révèle déjà que les fœtus font la grimace à partir du sixième mois lorsque la future mère fume. Le tabagisme fait passer les substances nocives dans le sang de la mère par les poumons et, de là, dans la circulation sanguine de l'enfant via le placenta. Les conséquences sont un risque accru d'accouchement prématuré et de fausse couche, un poids insuffisant à la naissance et des malformations chez l'enfant. Par la suite, les altérations génétiques peuvent entraîner une obésité, des maladies pulmonaires, des allergies et des cancers chez les enfants.

Le cancer. Le Centre allemand de recherche sur le cancer a découvert qu'un tiers de toutes les tumeurs pouvaient être évitées. Cela s'explique par le fait que ces maladies sont liées à un mode de vie malsain, comme le tabagisme. Les cancers qui peuvent survenir suite à un contact direct avec la fumée sont le cancer du poumon, le cancer de la cavité buccale, le cancer du larynx, le cancer des glandes salivaires et le cancer de l'œsophage.

Mais les organes qui ne sont qu'indirectement touchés par la fumée peuvent également être endommagés. Il s'agit de la vessie, des reins, du col de l'utérus, du sein, du pancréas et de l'intestin. Le cancer du poumon est le plus fréquent. 89 % des cas de cancer du poumon chez les hommes sont dus au tabagisme. Chez les femmes, ce pourcentage est de 83 %. En règle générale, les fumeurs ont deux fois plus de risques de mourir d'un cancer.

Conséquences du tabagisme de la cigarette électronique

Toutes les conséquences du tabagisme de la cigarette peuvent également s'appliquer au tabagisme de l'e-cigarette. Cependant, certaines observations spécifiques ne concernent que la consommation d'e-cigarettes. L'inhalation d'aérosols peut entraîner une altération à court terme de la fonction pulmonaire.

Elle provoque des réactions inflammatoires dans les voies respiratoires ainsi qu'une activation des plaquettes sanguines, qui constituent la première étape de la coagulation du sang. Des études menées sur des animaux ont montré que l'exposition à la fumée de l'e-cigarette entraînait des dommages sur la paroi interne des vaisseaux sanguins et sur le matériel génétique. Une étude menée par Kuntic et ses collègues (2019) a montré qu'une seule exposition à la fumée entraîne une augmentation du rythme cardiaque et une rigidité accrue des artères. Ils ont également constaté que le vapotage sans nicotine avait des effets encore plus nocifs que le vapotage avec nicotine.

Si les e-cigarettes sont très probablement beaucoup moins nocives que le tabac, les risques à long terme pour la santé sont inconnus. Les experts déconseillent l'utilisation de l'e-cigarette comme alternative plus saine au tabac.

Conséquences du tabagisme passif

Dans le cas du tabagisme passif, le non-fumeur absorbe les mêmes substances nocives que le fumeur. En d'autres termes, le même effet est obtenu, mais dans une moindre mesure.

Le risque d'infarctus du myocarde pour un non-fumeur entouré de fumeurs est néanmoins de 30 %. Le même pourcentage s'applique au risque d'accident vasculaire cérébral et de cancer du poumon. Les cancers des sinus, du sein et du col de l'utérus peuvent également survenir chez les non-fumeurs. Une irritation de la muqueuse nasale, une toux, des sifflements respiratoires, de l'asthme et une BPCO peuvent survenir. Outre une sensibilité accrue aux infections, des vertiges, des maux de tête et des larmoiements oculaires peuvent survenir.

L'examen des risques pour les enfants doit également être fait ici, car les conséquences pour les enfants peuvent être beaucoup plus graves, car ils ont une fréquence respiratoire plus élevée et un système de désintoxication moins efficace. De nombreux points concernant le tabagisme peuvent être repris dans cette section. J'aimerais toutefois souligner ici quelques particularités dans le domaine du tabagisme passif. Pendant la grossesse, il y a une diminution de la croissance du fœtus, le développement ne correspond donc pas au stade de la grossesse.

Après la naissance, le développement de la percep-
tion et du comportement peut être perturbé. En outre,
de nombreuses maladies respiratoires peuvent apparaître, comme la bronchite, la pneumonie, l'asthme et
l'otite. Une étude menée par Groh et ses collègues en
2019 a révélé que le tabagisme passif pendant l'enfance
peut favoriser la fibrillation auriculaire plus tard dans
la vie.

Plus les parents fumaient, plus les arythmies car-
diaques étaient fréquentes chez leurs enfants. En outre,
il a été démontré que les enfants de parents fumeurs
étaient plus enclins à fumer eux-mêmes à l'âge adulte.

Les effets de la nicotine sur le corps et l'esprit

Il est exact que la nicotine a d'abord un effet activant. Toutefois, à des doses plus élevées, la nicotine peut également avoir un effet sédatif, c'est-à-dire qu'elle atténue les sensations. Une faible dose de nicotine augmente l'impulsion respiratoire, tandis que des doses plus élevées entraînent une respiration inadéquate, trop lente ou trop superficielle. Une cigarette contient jusqu'à 13 milligrammes de nicotine. Lorsque vous fumez, vous absorbez entre un et deux milligrammes. Comme pour toute autre substance, l'effet de la nicotine est régulé par le comportement du fumeur, par exemple par la profondeur de la bouffée. La nicotine atteint le cerveau après environ dix secondes, où elle produit ses effets. La section suivante vous explique comment la nicotine agit dans le cerveau. Ces connaissances vous aideront à comprendre pourquoi il est si difficile de se défaire d'une dépendance.

LE CERVEAU ET LA DOPAMINE

Par inhalation, la nicotine stimule les terminaisons nerveuses sensorielles de la bouche, du nez et de la gorge. La nicotine peut traverser très rapidement les capillaires pulmonaires et la barrière hémato-encéphalique, ce qui entraîne l'apparition d'effets subjectifs en une dizaine de secondes. La nicotine pénètre dans le cerveau par le sang et se lie aux récepteurs nicotiniques des cellules nerveuses. Les récepteurs nicotiniques sont des sites de liaison qui peuvent stimuler certains processus biochimiques.

Le fonctionnement d'un tel récepteur est très simple à comprendre. Imaginez qu'un tel récepteur est une sorte de serrure qui cherche une clé appropriée. La nicotine est la clé appropriée pour cette serrure et peut l'ouvrir. L'ouverture de la serrure permet à certaines particules de passer par l'entrée. Dans notre cas, il s'agit d'ions qui déclenchent ensuite certains processus biochimiques. Un exemple de ce processus est la stimulation de la production de dopamine, qui contribue à la sensation de bien-être et d'apaisement. Tous ces processus ont lieu dans le centre de récompense de notre cerveau.

Le centre de récompense est appelé dans le jargon le système de récompense dopaminergique mésolimbique. Un terme technique que vous n'avez absolument pas besoin de mémoriser, mais dont le fonctionnement explique pourquoi il est si difficile d'arrêter de fumer. Il est plus facile d'expliquer le rôle du centre de récompense si l'on décompose l'expression entière en ses différentes parties. "Mésolimbique" est la combinaison du mésencéphale (cerveau moyen) et du système limbique.

L'activité accrue du système mésolimbique entraîne la libération de dopamine, ce qui explique le terme "dopaminergique". En raison de la libération de dopamine, fumer a un effet de récompense et de motivation, ce qui renforce à son tour le tabagisme. Le thème du renforcement est expliqué plus en détail dans la section des aspects psychologiques. De manière générale, le système limbique est responsable de l'affect et de l'instinct vis-à-vis de l'environnement et est également étroitement lié à l'odorat. C'est pourquoi la seule odeur de la fumée de cigarette peut entraîner l'activation de ce système. Il en résulte alors une envie de fumer une cigarette.

Le cortex cérébral enregistre ce besoin comme une envie consciente et donne l'ordre au corps d'assouvir cette envie. En fumant de manière répétée, il y a alors un plus grand nombre de récepteurs à la nicotine dans toutes les zones du cerveau. Il en résulte une augmentation de la sécrétion de dopamine. Ces changements entraînent une plus grande sensibilité à la nicotine. Toutefois, cette plus grande sensibilité est également obtenue pour d'autres substances et entraîne par conséquent une plus grande vulnérabilité aux comportements addictifs. La consommation de drogues illicites est généralement précédée par l'expérience et l'abus de drogues licites.

Et vous ne voulez surtout pas y tomber, c'est pourquoi c'est une bonne idée d'arrêter de fumer. D'autre part, une tolérance se développe. Plus vous fumez, moins vous percevez les effets positifs de la nicotine. Ces changements persistent en fait dans notre corps pendant des années.

Les processus qui se déroulent dans le cerveau entraînent l'activation du système nerveux sympathique et du système nerveux parasympathique. Le système nerveux sympathique et le système nerveux parasympathique font partie du système nerveux végétatif, qui contrôle de nombreuses fonctions corporelles importantes, telles que la respiration et la digestion. Dans le cas de la nicotine, l'activation du système nerveux sympathique s'accompagne de la libération d'adrénaline, qui augmente à son tour le rythme cardiaque et la dégradation des graisses et du sucre dans le sang.

L'activation du système parasympathique entraîne une augmentation de la production de sucs gastriques, un renforcement de l'activité intestinale et donc une stimulation de la digestion. D'autre part, la nicotine agit également sur le centre du vomissement dans le cerveau, ce qui entraîne une diminution de l'appétit. La libération de vasopressine, une hormone présente dans notre corps, provoque un rétrécissement des vaisseaux sanguins, qui s'accompagne d'une augmentation de la pression artérielle. À cela s'ajoute l'augmentation de la tendance à la coagulation du sang, ce qui entraîne un risque accru de thrombose. En outre, les zones du cerveau responsables de l'éveil et de l'augmentation des capacités d'attention et de mémoire sont stimulées. L'apport de nicotine se traduit par des temps de réaction plus rapides, une meilleure concentration, une réduction de l'agressivité, de l'anxiété et de la relaxation musculaire. Les conséquences négatives de la dépendance à la nicotine font l'objet d'une section distincte.

Environ 30 minutes après la dernière consommation, les effets de la nicotine s'arrêtent. Immédiatement après la consommation, les récepteurs ne sont toutefois pas influençables pendant une courte période. Ce n'est que lorsque le taux de nicotine diminue que les récepteurs redeviennent plus sensibles. Lorsque la dopamine sécrétée tombe en dessous d'un seuil critique, des symptômes de sevrage et une nouvelle envie de nicotine peuvent apparaître.

Le but de cette envie est de réapprovisionner les récepteurs du cerveau afin d'atteindre le niveau de bien-être souhaité. En cas d'arrêt prolongé de la consommation, des symptômes de sevrage apparaissent. Les symptômes de sevrage typiques sont l'irritabilité, la déception, la colère, l'anxiété, les difficultés de concentration, l'augmentation de l'appétit, l'agitation, les états dépressifs, la focalisation de la pensée sur l'obtention de cigarettes et l'insomnie. L'élimination de la nicotine se fait par le foie et l'élimination par la vessie. C'est en agissant directement sur les récepteurs et en influençant le système de récompense que la nicotine présente un fort potentiel addictif.

Il s'est alors formé ce que l'on appelle une "mémoire de la dépendance", dans laquelle sont stockés les expériences avec les effets de la drogue, les stimuli indicatifs et les effets positifs de la nicotine. Par conséquent, comme indiqué dans l'un des paragraphes précédents, même après des années d'abstinence, des rechutes peuvent se produire, déclenchées par certaines conditions environnementales et auxquelles on ne peut pas faire face de manière adéquate. Dans la mémoire de l'addiction, les sentiments positifs associés sont alors réactivés, ce qui déclenche une envie. Vous en apprendrez davantage dans la section suivante.

DES CHATS AFFAMÉS ET DES CHIENS BAVEUX

En même temps, il est tout aussi important d'examiner les concepts psychologiques qui vous aideront à mieux comprendre comment une dépendance se développe en premier lieu et, par conséquent, pourquoi il est si difficile de s'en défaire. Les principes de base sont présentés dans les explications suivantes. Le premier contact avec la nicotine a généralement lieu dès l'enfance ou l'adolescence. L'envie d'expérimenter et la curiosité sont des traits de personnalité qui nous aident particulièrement à nous engager dans notre première consommation.

Dans ce cas, les effets positifs de la nicotine ne sont généralement pas présents, mais plutôt des effets négatifs tels que des vertiges et des nausées. Cette phase est également appelée phase d'initiation. Ce n'est qu'au moment de l'accoutumance que les phénomènes négatifs passent à l'arrière-plan et que l'expérience positive passe au premier plan. Au cours de cette phase, il est encore possible d'arrêter facilement la consommation, mais la plupart des personnes ne le souhaitent pas, car les sensations positives prédominent.

Vient ensuite la phase critique avec une accoutumance au comportement addictif. Vous connaissez l'effet de la nicotine sur vous, vous ne pouvez pas arrêter de consommer et vous ne le voulez pas non plus. Vous acceptez les effets secondaires néfastes, comme la baisse des performances au travail.

Dans la phase chronique ou de dépendance, une dépendance totale s'est installée. Les personnes concernées ne peuvent plus se passer de nicotine et l'ensemble de leur emploi du temps est axé sur la consommation. Une tolérance et des symptômes de sevrage se développent, qui ne peuvent être apaisés que par une nouvelle consommation. C'est à ce moment-là que vous souhaitez arrêter. Le passage de la première consommation à l'apparition d'une dépendance se fait par l'apprentissage. L'apprentissage est un changement durable dans la disposition comportementale d'un individu, basé sur l'expérience. L'apprentissage est donc directement lié à l'individu. Il n'est donc pas possible de déterminer comment une personne apprend, mais seulement qu'elle a appris quelque chose. L'apprentissage se traduit par un changement de comportement, mais la notion de "disposition comportementale" suggère que l'apprentissage n'entraîne pas nécessairement un changement immédiat de comportement.

Il existe différentes classifications des types d'apprentissage. Dans le cas présent, j'opterai pour une classification en fonction des courants de recherche qui expliquent l'apparition et le maintien d'une dépendance.

La première consommation s'explique parfaitement par la théorie de l'apprentissage social d'Albert Bandura. Il a constaté que l'homme est particulièrement bien préparé à acquérir de nouveaux comportements en les imitant ou en les reproduisant. En particulier, lorsqu'une personne est considérée comme ayant réussi à adopter un comportement ou qu'elle est directement récompensée, nous sommes plus susceptibles d'imiter ce comportement. Pensez à votre première bouffée de cigarette. Vous avez peut-être observé dans la cour de récréation un groupe d'adolescents plus âgés qui fumaient en cachette tout en s'amusant.

Voici ce qui se passe alors dans notre cerveau : La "cigarette" est associée aux attributs positifs "estime de soi positive", "appartenance à un groupe" et "détente". Cette attitude positive constitue la base parfaite pour commencer à fumer.

Le comportement tabagique acquis est ensuite maintenu par un renforcement positif et négatif. Nous nous trouvons ici dans le paradigme du conditionnement opérant ou instrumental. Le conditionnement est un type d'apprentissage dans lequel des associations entre des stimuli ou entre des stimuli et des réponses sont apprises par couplage répété. Les idées de base du conditionnement opérant remontent à Edward Lee Thorndike, qui a mené des expériences sur la résolution de problèmes chez les animaux. Il a fait ses premières expériences avec des chats affamés qu'il a placés dans une cage qui pouvait être ouverte à l'aide d'un levier. De la nourriture était placée à l'extérieur de la cage. Les chats tentaient de s'échapper de la cage en effectuant des mouvements typiques de leur espèce et atteignaient ainsi par hasard le levier. Au cours des passages suivants, le levier a été touché de plus en plus souvent et les chats se sont échappés de la cage de plus en plus rapidement. Thorndike en a déduit la loi de l'effet : le comportement qui conduit à un résultat agréable est répété. Inversement, les comportements qui conduisent à un résultat désagréable sont évités.

Pour transposer cela à la dépendance à la nicotine, je vous invite à me suivre dans une petite expérience de pensée. Vous êtes le chat qui est dans une cage et qui a faim. Seulement, vous n'avez pas faim de nourriture, mais de nicotine. En fumant, vous échappez à cette envie ou à la cage. Vous avez appris qu'en fumant une cigarette, les sentiments d'anxiété disparaissent et que la détente s'installe à la place. D'autre part, vous évitez de vous abstenir de fumer trop longtemps, car vous savez que des symptômes de sevrage vous attendent.

Dans le cas du conditionnement opérant, il est toutefois possible de franchir une étape supplémentaire. Burrhus F. Skinner a inventé les concepts de renforcement et de punition. Le renforcement fait référence à des situations dans lesquelles un comportement est renforcé par ses conséquences, de sorte qu'il a plus de chances de se reproduire à l'avenir. On peut distinguer le renforcement positif et le renforcement négatif. Dans le cas du renforcement positif, le comportement est suivi d'un événement positif.

Par exemple, vous vous trouvez dans le coin fumeur, puis une personne se joint à vous et vous entamez une conversation agréable avec elle. Ou tout simplement, le fait de fumer entraîne des conséquences agréables, telles qu'une sensation de bien-être et de bonheur. Ainsi, le comportement tabagique se produira plus souvent à l'avenir. Le renforcement négatif est un peu plus compliqué. Dans ce cas, ce n'est pas quelque chose de négatif qui se produit, mais quelque chose de négatif qui ne se produit pas. Fumer une cigarette permet d'éviter ou d'éliminer les symptômes de sevrage tels que les maux de tête, la mauvaise humeur et l'agitation.

Comme vous l'avez probablement deviné, le comportement a moins de chances de se reproduire après une punition. Ici aussi, on peut distinguer les punitions positives et négatives. Dans le cas d'une punition positive, le comportement est suivi d'un événement désagréable. Par exemple, après avoir fumé, vous avez la nausée parce que vous avez fumé trop vite ou trop fort. Dans le cas d'une punition négative, il y a privation de stimuli positifs. Par exemple, parce que vous avez trop parlé à vos collègues pendant le travail, vous êtes privé de la pause pendant laquelle vous étiez censé fumer votre cigarette. Le conditionnement opérant se concentre donc avant tout sur les conséquences du comportement. Vous ne voulez plus être le chat en cage qui a besoin d'une certaine action pour s'échapper. Vous voulez vivre libre et sans cage, et c'est pourquoi vous devez briser la cage.

De l'autre côté, il y a le conditionnement classique qui peut expliquer le maintien du comportement tabagique. Des chats affamés, nous passons dans cette thématique aux chiens qui bavent. Derrière tout cela se trouve Ivan Pavlov, qui a étudié le réflexe de salivation chez les chiens. Il a constaté que le réflexe de salivation se déclenchait chez les chiens dès qu'ils entendaient le bruit des pas du soigneur, et non pas seulement lorsque celui-ci leur donnait à manger.

Pour cette expérience, des chiens ont été placés dans un appareil spécial qui permet de déterminer l'intensité de la salivation en réponse à certains stimuli. On a montré de la nourriture aux chiens, ce qui signifie que la nourriture est un stimulus non conditionné auquel on n'a rien changé. Ce stimulus est suivi chez les chiens du réflexe inné de baver. La salivation est dans ce cas la réaction non conditionnée, donc quelque chose de tout à fait normal. C'est alors qu'une cloche entre en jeu. La cloche a été sonnée et les chiens n'ont eu aucune réaction, si ce n'est un peu de curiosité.

Par conséquent, la cloche est un stimulus neutre. Lorsque la cloche était combinée à la présentation de nourriture, le chien continuait à réagir en salivant. C'est alors que le plus intéressant s'est produit. Après plusieurs répétitions, les chiens réagissaient déjà au son de la cloche, et ce sans la présentation de la nourriture. En termes simples, les chiens ont appris que la nourriture est toujours présentée après le son de la cloche. A partir de ce moment, la réaction non conditionnée, c'est-à-dire la salivation, est devenue une réaction conditionnée et le stimulus auparavant neutre, à savoir la cloche, est devenu un stimulus conditionné. Plus tard, la situation est allée si loin que les chiens commençaient à saliver rien qu'en entendant les pas du soigneur dans le couloir.

Vous vous demandez certainement en quoi cette constatation peut vous aider. Eh bien, je vais vous expliquer. La salive du chien coule dans sa bouche lorsqu'on lui donne à manger. Dans notre cas, le désir apparaît lors de la présentation de cigarettes. Une cloche retentit avant la nourriture, dans notre cas nous allons justement au coin fumeur, nous sommes stressés ou nous comblons un ennui. Si nous allons assez souvent au coin fumeur, si nous sommes stressés ou si nous trompons l'ennui et que nous fumons ensuite, ces situations ou ces sentiments contribueront très vite à faire de ces seuls éléments des déclencheurs. De nombreux stimuli qui, en théorie, n'ont rien à voir avec le tabagisme, peuvent alors déclencher l'envie.

Dans la section consacrée aux processus cérébraux, vous avez appris que la dopamine joue un rôle central dans le développement des dépendances. D'une part, la dopamine active le système de récompense et, d'autre part, la disponibilité élevée de dopamine facilite l'apprentissage associatif. Les stimuli environnementaux et les stimuli internes acquièrent la propriété de déclencher eux-mêmes l'anticipation et le désir.

La vue d'une cigarette elle-même ou l'odeur de la fumée sont conditionnées en raison de la grande disponibilité de la dopamine. Ces stimuli neutres, comme la cloche chez les chiens, deviennent des déclencheurs par le biais du conditionnement classique, ce qui entraîne l'activation du système de récompense.

D'autre part, les réactions conditionnées peuvent également disparaître si le stimulus conditionné est présenté pendant une période prolongée sans le stimulus non conditionné. L'envie de drogue peut être réduite en évitant les stimuli externes et internes liés à la prise de drogue. Vous apprendrez toutefois que cet évitement n'est pas si facile et ce que vous pouvez faire à la place dans les conseils pour surmonter la dépendance à la nicotine.

L'apprentissage particulièrement stable résulte de la théorie des deux facteurs d'Orval Hobart Mowrer. Dans ce cas, les deux facteurs sont la combinaison du conditionnement classique et du conditionnement opérant. Cela signifie que les réactions apprises lors du conditionnement classique augmentent en intensité et en fréquence lorsqu'elles sont renforcées de manière opérationnelle. Par exemple, si une personne fume 20 cigarettes par jour et tire 10 bouffées de chaque cigarette, elle subit 200 renforcements opérants par jour. Si, en plus, la personne fume dans différents endroits, la consommation de nicotine est associée à de nombreux lieux et situations différents.

La conclusion de ces explications est de vous faire comprendre qu'il n'y a qu'une chose qui aide à supprimer les conditionnements, et c'est de ne pas fumer : Ne plus fumer. Seule une abstinence totale permet d'effacer les conditionnements du cerveau au fil du temps. Les allers-retours entre fumer et ne pas fumer ne font que renforcer les conditionnements.

Il existe bien sûr de nombreuses autres théories qui peuvent expliquer l'apparition de la dépendance.

Mais à ce stade, les explications ci-dessus devraient suffire.

AVANTAGES POUR LA SANTÉ APRÈS L'ARRÊT DU TABAC

Pour conclure ce chapitre, je ne voudrais pas vous priver des effets positifs que vous pouvez attendre de l'arrêt du tabac. Contrairement à ce que vous pourriez penser, les premiers changements physiques apparaissent 20 minutes après la dernière cigarette. Les effets positifs sont d'autant plus importants que la période sans tabac est longue.

L'Organisation mondiale de la santé met à disposition un aperçu des effets positifs après l'arrêt du tabac. Après 20 minutes déjà, le pouls commence à diminuer. Douze heures après la dernière cigarette, le taux de monoxyde de carbone dans le sang tombe à des valeurs normales. Dans les deux semaines à trois mois suivant la dernière cigarette, le risque d'infarctus du myocarde diminue et les poumons commencent à mieux fonctionner. La diminution de la toux et de l'essoufflement intervient entre le premier et le neuvième mois après la dernière consommation de nicotine.

Un an après la dernière cigarette, le risque de maladie cardiovasculaire est réduit de moitié par rapport à celui d'un fumeur. Des effets positifs à long terme sont également mentionnés. En effet, après cinq à quinze ans, le risque d'attaque cérébrale n'est "plus" que le même que celui d'un non-fumeur.

Dix ans après la dernière cigarette, le risque de mourir d'un cancer du poumon est réduit de moitié, tout comme le risque de développer d'autres cancers. Enfin, 15 ans après la dernière consommation de nicotine, le risque de maladie cardiovasculaire n'est plus supérieur à celui d'un non-fumeur à vie. Tout cela semble très positif, non ? Alors, qu'attendez-vous ? Commencez votre voyage dès maintenant.

Diagnostic & conseils pour arrêter de fumer

Nous nous dirigeons maintenant lentement vers l'application et la mise en œuvre des connaissances que vous avez acquises jusqu'à présent. Dans les sections suivantes, il vous sera demandé à plusieurs reprises de prendre des notes. Ce serait donc une bonne idée de prendre un carnet ou un bloc-notes dans lequel vous noterez l'ensemble de votre parcours d'abstinence. Vous aurez ainsi toutes vos notes en un seul endroit et pourrez toujours revenir au début.

TEST D'ÉVALUATION DE LA DÉ-PENDANCE À LA NICOTINE

Afin d'obtenir une estimation de votre niveau de dé-pendance, vous avez maintenant la possibilité de répondre sincèrement aux six questions suivantes. Prenez un papier et notez vos réponses. Lisez d'abord la question, choisissez ensuite une réponse et conti-nuez à lire. En effet, chaque question est suivie de la répartition des points que vous obtenez pour chaque réponse.

Commençons par la première question : quand fumez-vous votre première cigarette après vous être levé ? a.) après 5 minutes, b.) après 6 à 30 minutes, c.) après 31 à 60 minutes ou d.) après plus de 60 minutes. Notez maintenant votre réponse et poursuivez votre lecture. Vous obtenez trois points pour la réponse a.), deux points pour la réponse b.), un point pour la réponse c.) et aucun point pour l'option de réponse d.).

Deuxième question : Trouvez-vous qu'il est diffi-cile de s'abstenir de fumer dans les lieux où il est inter-dit de fumer ? a.) oui ou b.) non. Notez maintenant votre réponse et lisez ensuite les points attribués. Vous obtenez un point pour la réponse a.) et aucun point pour la réponse b.).

Question 3 : Quelle est la cigarette dont vous ne pour-riez pas vous passer ? Réponse a.) la première du matin ou réponse b.) une autre. Notez maintenant votre réponse et poursuivez votre lecture. Vous obtenez un point pour la réponse a.) et aucun point pour la réponse b.).

Question 4 : Combien de cigarettes fumez-vous par jour ? Réponse a.) 31 et plus, b) 21 - 30, c.) 11 - 20 ou d.) jusqu'à dix. Notez maintenant votre réponse et poursuivez votre lecture. Vous obtenez trois points pour la réponse a.), deux points pour la réponse b.), un point pour la réponse c.) et aucun point pour la réponse d.).

Question 5 : En général, fumez-vous plus le matin que le reste de la journée ? Voici les réponses possibles : a.) oui ou b.) non. Notez votre réponse et continuez à lire ensuite. Si vous avez répondu a.) "oui", vous obtenez un point. Si votre réponse est b.) "non", vous n'obtenez pas de point.

Passons maintenant à la sixième et dernière question : vous arrive-t-il de fumer lorsque vous êtes malade et que vous devez rester au lit pendant la journée ? Réponse a.) oui ou réponse b.) non. Notez votre réponse et passez ensuite à l'attribution des points. Vous obtenez un point pour a.) et aucun point pour b.). Les six questions auxquelles vous venez de répondre font partie du test de dépendance à la nicotine de Fagerström. Ce test permet d'évaluer le degré de dépendance d'un fumeur. Pour interpréter les résultats, additionnez tous les points que vous avez distribués pour les six questions.

Le score total calculé fournit une évaluation fiable de l'intensité de la dépendance au tabac. Un score total de zéro à deux points indique une dépendance physique faible. Un score de trois à quatre points indique une dépendance physique moyenne. Cinq à sept points indiquent une forte dépendance physique et sept à dix points une très forte dépendance physique.

CONSEILS PRATIQUES POUR LE SEVRAGE

Maintenant que vous avez une idée de l'intensité de votre dépendance, j'aimerais vous donner quelques conseils pour vous aider à surmonter votre dépendance à la nicotine.

En gros, trois phases vous attendent : la préparation, l'achèvement et la stabilisation. Je vais maintenant vous parler de ces trois phases.

Préparation à l'arrêt du tabac

L'objectif que vous souhaitez atteindre à ce stade est de prendre clairement la décision d'arrêter de fumer. Vous trouverez ci-dessous des informations sur les principales étapes à suivre pour y parvenir.

1. l'auto-observation. Dans l'auto-observation, vous observez et contrôlez votre comportement tabagique. Le premier conseil pratique consiste à compter le nombre de cigarettes que vous fumez par jour sur une période d'une semaine. Vous l'avez déjà fait si vous avez traité le test de Fagerström mentionné ci-dessus. Dans la quatrième question, vous devez répondre au nombre de cigarettes que vous fumez par jour.

2. la liste des pour et des contre. La première phase consiste à énumérer les avantages et les inconvénients du tabagisme et de la non-fumée. Une liste des avantages et des inconvénients est très utile à cet effet. Prenez ensuite une feuille ou votre carnet de notes et divisez une page en deux. Sur la moitié gauche de la page, inscrivez les aspects positifs du tabagisme et sur la moitié droite, les aspects négatifs. N'hésitez pas à prendre votre temps pour réfléchir. Vous n'avez pas besoin de terminer cette liste dans les dix minutes qui suivent. Passez en revue tous les domaines de votre vie dans lesquels le tabagisme vous accompagne. Si vous avez toujours votre carnet de notes ou la feuille avec la liste des pour et des contre sur vous, vous pouvez prendre une note dans les situations concernées. Demandez-vous ce qu'il y a de bon à continuer à fumer, quels sont les avantages d'une vie sans tabac pour vous, ce qui peut arriver de mauvais si vous continuez à fumer et quelles sont les conséquences désagréables d'une vie sans tabac.

Veuillez terminer votre liste avant de consulter l'encadré gris, qui contient certains des aspects positifs et négatifs du tabagisme les plus fréquemment cités. Votre propre liste devrait alors être terminée au plus tard au moment du passage à la deuxième phase.

Les aspects positifs du tabagisme	Aspects négatifs du tabagisme
- Détente	- Maladies
- Suggestion	- Coût
- une meilleure concent-ration	- odeur désagréable
- attention améliorée	- Symptômes de sevrage
- Gestion de l'ennui	- Mise en danger d'autrui
- Gestion du stress	- pression sociale

3. l'identification des stimuli indicatifs. Il est important d'identifier les stimuli indicatifs associés ou les situations que vous associez au tabagisme. Pour ce faire, il est préférable de dresser une liste des situations dans lesquelles vous fumez habituellement (par exemple, en attendant le bus, pendant la pause, etc.).

Examinez ensuite vos notes et réfléchissez à la manière dont vous pouvez modifier les stimuli indicatifs, les empêcher de se produire ou éviter complètement les situations. Il est préférable d'écrire à la suite de chaque situation ce que vous allez faire à la place. Un exemple serait de renoncer au café le matin si la consommation de café est liée à la consommation de nicotine. Évitez les endroits où les fumeurs se rencontrent souvent, comme les coins fumeurs, et jetez les cendriers, les briquets et les réserves de cigarettes.

4. le soutien de personnes de votre entourage. Impliquez vos amis, votre famille, votre partenaire et vos collègues dans votre démarche. Informez les personnes de votre entourage proche que vous souhaitez arrêter de fumer. Ces personnes peuvent vous apporter leur soutien et agir en tant qu'aides en vous aidant à créer un environnement sans tabac.

Faites des paris ou des contrats avec vos amis et mettez-les par écrit. Ainsi, vous aurez un document écrit et un tel contrat ne pourra pas être rompu facilement et nous n'aimons pas non plus perdre des paris. Préparez votre entourage et surtout vous-même à vos futurs symptômes de sevrage. S'il vous arrive de rentrer de mauvaise humeur de votre pause, ce n'est pas forcément parce que vous n'aimez pas vos collègues, mais cela peut simplement être un effet secondaire de l'arrêt du tabac. Préparez vos collègues pour qu'ils n'attribuent pas cette mauvaise humeur exemplaire à eux-mêmes. Une remarque gentille ou un petit morceau de chocolat peuvent parfois changer la donne.

5) Formuler des objectifs. Fixez des objectifs et mettez-les par écrit. Établissez vos objectifs selon la règle SMART. Le "S" signifie *specific* (spécifique en anglais). Il s'agit de formuler des objectifs aussi précis et personnalisés que possible. Le "M" signifie *mesurable* (en anglais). Pour que vos objectifs soient réellement efficaces, ils doivent être mesurables. Le "A" signifie *achievable* (en anglais, réalisable). Les objectifs fixés doivent également être réalisables. Personne ne s'attend à ce que vous bouleversiez toute votre maison du jour au lendemain, juste pour finir sans fumer.

Allez-y doucement. Le "R" signifie *realistic* (en anglais, réaliste). Les objectifs réalistes sont liés aux objectifs réalisables. Si vous avez un travail, vous n'allez pas passer quatre heures par jour à faire une séance de sport compensatoire. Car à un moment donné, la journée et les forces ont une fin. Formulez donc vos objectifs de manière réaliste. Enfin, le "T" signifie "*time framed*" (en anglais, "délai"). Réfléchissez à la date à laquelle vous souhaitez atteindre l'objectif (après une semaine, après un mois, après six mois, après un an, etc.) Fixez-vous de petits objectifs partiels plutôt qu'un grand objectif.

Bien sûr, le grand objectif est d'arrêter de fumer, mais plus les formulations sont précises, plus vous pouvez vous motiver à aller toujours plus loin pour atteindre votre but. La réalisation d'objectifs partiels vous rapproche toujours un peu plus de votre grand objectif. Prévoyez une récompense que vous obtiendrez pour certains objectifs ou sous-objectifs. Nous reviendrons sur le thème des récompenses dans la section consacrée à la stabilisation.

Arrêt du tabagisme

1. choix de l'approche. L'objectif premier est l'obtention de l'abstinence. On distingue deux méthodes d'abstinence : la méthode du point final et la méthode de réduction. Dans les deux méthodes, vous fixez un jour à partir duquel vous ne fumerez plus. Comme le suggèrent les noms des méthodes, la méthode "point final" consiste à ne pas modifier votre comportement tabagique avant le jour d'arrêt que vous avez choisi, mais à arrêter de fumer du jour au lendemain. Avec la méthode de réduction, l'abstinence se fait par étapes. Vous pouvez définir ces sous-étapes individuellement. Un modèle souvent choisi serait de fumer cinq cigarettes de moins par jour jusqu'au jour d'arrêt où vous arrêtez complètement de fumer.

Si vous avez du mal à choisir une méthode, voici un bref fait issu de la recherche : une étude menée par Lindson-Hawley et ses collègues en 2016 a montré que l'arrêt brutal du tabac augmente de 25% les chances d'arrêter définitivement de fumer par rapport à une approche progressive.

2. arrêter de fumer. Le jour où vous arrêterez de fumer viendra effectivement. Ne vous dites pas sans cesse : "Aujourd'hui a été une journée très stressante, je ne commencerai donc que demain". Vous ne ferez que repousser le jour de l'arrêt. Respectez la date fixée et considérez-la comme une sorte de rendez-vous obligatoire. Cette date ne doit pas être trop éloignée dans le temps, sinon vous ne ferez que trouver d'autres raisons supposées pour lesquelles ce n'est pas le moment.

Stabilisation de l'absence de tabagisme

La première chose que vous voulez faire à ce stade est de stabiliser votre abstinence. Dans cette section, vous apprendrez à gérer les situations critiques après l'arrêt du tabac et à appliquer ce que vous avez appris à votre situation personnelle. Un rôle particulièrement important est accordé à la mise en place de comportements alternatifs. Que faites-vous dans des situations où vous fumiez habituellement ? Et comment vous comportez-vous lorsque l'envie vous prend au point que vous ne pouvez plus la supporter ?

1. gérer les symptômes de sevrage. Les symptômes de sevrage sont de nature cognitive et é-motionnelle. Cela signifie que tout se passe "dans votre tête". Le maximum de symptômes de sevrage est atteint jusqu'à un jour après la dernière cigarette. Ils disparaissent au bout d'une semaine environ. De fortes envies, des sensations de faim et des états dépressifs peuvent persister pendant six mois ou plus.

De plus, comme vous l'avez déjà appris, les effets conditionnés persistent souvent pendant des années. Si vous n'êtes pas sûr que les symptômes physiques et psychologiques qui apparaissent entrent dans le cadre des symptômes de sevrage, notez-les et demandez une consultation auprès de votre médecin ou de votre pharmacien. Seules ces personnes peuvent vous confirmer si les symptômes qui apparaissent se situent dans une fourchette normale.

2. des stratégies d'adaptation à court terme. Si l'envie vous prend et que vous ne pouvez plus la supporter, des stratégies d'adaptation à court terme peuvent vous aider. Il s'agit notamment de sucer des bonbons, de mâcher du chewing-gum ou de laisser de la poudre de chili épicée dans votre bouche pendant quelques instants. Si l'effet relaxant de la cigarette vous fait défaut, essayez un exercice de respiration.

Vous avez peut-être déjà entendu parler de la technique 4711. Il ne s'agit pas de la célèbre marque de parfum, mais d'une technique de respiration qui permet de ralentir. En temps normal, nous respirons entre dix et douze fois par minute. Mais cela peut être réduit de moitié, à six fois par minute.

La technique fonctionne comme suit : Inspirer pendant quatre secondes, expirer pendant sept secondes et répéter pendant onze minutes. Avec cette technique de respiration, nous imitons notre rythme respiratoire pendant le sommeil et réduisons en conséquence de nombreuses activités. Cette technique s'avère particulièrement utile en cas d'asthme et de BPCO, mais elle permet également de réduire les émotions telles que l'agressivité et l'anxiété. En cas de forte envie, il peut également être utile d'imiter les mouvements du fumeur. L'accent est ici clairement mis sur "imiter". Pour cet exercice, vous pouvez rouler une petite feuille de papier en forme de tube et aspirer ainsi l'air.

Cela n'est peut-être pas très esthétique, mais il s'agit plutôt de réduire le besoin d'inhaler. Pour compenser l'agitation dans les mains, vous devriez occuper vos doigts d'une autre manière. Vous pouvez par exemple placer une petite balle de stress ou de massage sur votre lieu de travail et la faire bouger dans vos mains lorsque l'envie de fumer vous prend. Lorsque vous êtes chez vous, vous pouvez vous occuper en jardinant, en faisant la vaisselle, en époussetant ou en effectuant d'autres tâches ménagères. Non seulement vous aurez fait quelque chose contre l'envie, mais en plus vous aurez coché d'autres choses sur votre liste de choses à faire.

De nombreux conseillers vous diront d'essayer de ne pas penser à la cigarette et de porter votre attention sur autre chose. Je vais vous expliquer brièvement que ce conseil n'est pas si facile à mettre en œuvre à l'aide d'une petite expérience de pensée. N'imaginez pas un éléphant rose. Réponse honnête : vous venez de penser à l'éléphant, n'est-ce pas ? Ce n'est pas surprenant, car en demandant de ne pas penser à quelque chose, nous faisons exactement le contraire : nous y pensons.

Cela est dû au fait que dans notre cerveau, c'est toujours l'imagination qui l'emporte et que notre langage dirige notre conscience. Le subconscient ne connaît pas les formulations négatives. Vous pouvez toutefois tirer parti de cet effet en l'inversant tout simplement. "Je ne pense pas à la cigarette maintenant". Avec cette affirmation, notre cerveau ne comprend que "je pense à fumer maintenant". Vous devez transmettre des instructions et des souhaits corrects. En utilisant des mots comme "pas" ou "en aucun cas", vous obtenez le contraire de ce que vous souhaitez. Pensez à ce que vous voulez à la place des négations, par exemple "Je veux profiter de ma pause pour me dégourdir les jambes".

3. la relaxation, l'exercice et la nourriture. Pour accompagner les techniques de respiration, vous pouvez recourir à des exercices de relaxation qui peuvent également être pratiqués confortablement au bureau. L'exercice le plus simple consiste à placer vos mains devant votre visage, puis à fermer les yeux.

Pensez à quelque chose d'agréable, puis inspirez profondément par le ventre, retenez votre souffle un instant et expirez à nouveau. Répétez cet exercice cinq fois.

Profitez de cette nouvelle étape de votre vie pour vous mettre au jogging ou vous inscrire dans une salle de sport. Cela fait peut-être longtemps que vous repoussez cette idée et c'est le moment de vous y mettre. En effet, en faisant de l'exercice, vous luttez également contre le fait désagréable que l'arrêt du tabac entraîne souvent une prise de poids. Comme vous l'avez appris dans les chapitres précédents, cela est dû à l'effet coupe-faim de la nicotine, qui disparaît naturellement avec l'abstinence.

Ce fait ne doit cependant pas vous démotiver, mais vous inciter (au sens propre) à trouver une alternative saine au tabac. Le sport vous permet de vous défouler et de vous distraire. Vous aurez peut-être aussi l'occasion de reprendre d'anciens passe-temps. Les exercices de relaxation et l'exercice physique sont développés en tant que comportement alternatif, ce qui renforce le comportement non-fumeur et réduit le stress, qui peut également renforcer l'envie de fumer. Un petit fait issu de la recherche : Lee et ses collègues (2018) ont constaté que l'inactivité physique provoque autant de décès que le tabagisme permanent.

L'alimentation va de pair avec le sport. Comme nous venons de le dire, l'arrêt du tabac s'accompagne d'une augmentation de l'appétit. Un taux de glycémie instable peut vous inciter à grignoter. Pendant cette phase, essayez de vous tourner vers des alternatives saines comme les fruits, les légumes ou les fruits secs non sucrés. Buvez également beaucoup d'eau, car cela peut soulager et prévenir les maux de tête et aider le corps dans son processus de désintoxication. Mais faites aussi quelque chose pour le bon goût, que vous pouvez à nouveau apprécier pleinement.

4. conception d'une carte d'urgence. En outre, ce que l'on appelle une carte d'urgence peut vous aider avec des stratégies d'urgence que vous pouvez sortir lorsque vous vous trouvez dans une situation critique. Une telle carte d'urgence n'a pas besoin d'être une carte au sens propre du terme, mais peut simplement être constituée d'un morceau de papier. Vous pouvez également ment utiliser une fiche. En premier lieu, vous écrivez sur cette carte d'urgence de brèves instructions sur ce qu'il faut faire dans une situation à risque. Les stratégies possibles sont : quitter la situation ou appeler quelqu'un de proche. Les cartes d'urgence peuvent également contenir une liste de raisons personnelles de ne pas fumer ou des instructions positives (par exemple : "J'ai déjà réussi beaucoup de choses dans ma vie, alors je peux y arriver !) Dans le meilleur des cas, la carte d'urgence devrait toujours être à portée de main. Un bon endroit pour la ranger serait par exemple le porte-monnaie.

5. les récompenses. Les récompenses fournissent une incitation à répéter certains comportements. Cependant, les récompenses peuvent également être utilisées pour célébrer la réalisation de certains objectifs ou sous-objectifs. Lorsque vous définissez vos objectifs, vous pouvez déjà penser aux choses que vous voulez faire pour vous faire plaisir.

Comme l'arrêt du tabac entraîne également une réduction des coûts, il peut s'agir de quelques objets plus chers. Après tout, il faut que cela en vaille la peine et que ce soit une incitation forte. Les récompenses ne doivent pas toujours être matérielles, mais peuvent également prendre la forme de sorties entre amis, en famille ou avec des connaissances. Allez dans un restaurant chic, passez une journée au spa, passez une soirée avec des amis ou faites du shopping. Vous pouvez également parfaitement intégrer les récompenses aux paris que vous avez conclus. Si vous n'atteignez pas certains sous-objectifs, il n'y aura pas de récompense. Profitez de ce fait pour redoubler d'efforts pour atteindre l'objectif suivant.

6. le soutien social. Le soutien social stabilise le succès de la thérapie. Votre entourage social peut justement vous aider à maintenir votre motivation. Des paroles d'encouragement, l'absence de moqueries et le fait d'éviter les endroits où l'on fume peuvent être très utiles, surtout au début. N'hésitez pas à vous vanter auprès de vos amis et de vos connaissances d'avoir arrêté de fumer. Les regards impressionnés vous motiveront à persévérer. En outre, il est désagréable de devoir admettre peu de temps après que vous avez recommencé à fumer.

Si vous préférez parler dans un cadre anonyme ou avec des personnes qui se trouvent dans la même situation que vous, n'hésitez pas à trouver un groupe d'entraide. L'échange d'expériences peut aider à maintenir la motivation. Consultez Internet pour voir s'il existe un groupe qui vous convient dans votre ville. Si vous préférez un cadre anonyme, essayez les groupes d'entraide en ligne. Grâce à l'ère technologique dans laquelle nous vivons, il existe de plus en plus d'offres de ce type auxquelles vous pouvez accéder de manière flexible depuis chez vous. La plupart des groupes d'entraide en ligne sont testés scientifiquement, gratuits et vous pouvez généralement commencer immédiatement. Veillez néanmoins à ne pas tomber sur des sites frauduleux en ligne.

7. la "personnalité du fumeur". En outre, pour réussir à long terme, il est essentiel que vous puissiez laisser derrière vous ce que l'on appelle votre "personnalité de fumeur". En tant que fumeur, vous vous êtes construit une identité de fumeur pendant de nombreuses années, voire quelques mois seulement.

Réfléchissez à la manière dont vous vous voyez ou vous avez vu en tant que fumeur. Qu'avez-vous pensé dans certaines situations ? Si vous pensez par exemple : "J'aime m'asseoir avec des fumeurs" ou "Je suis tellement content d'avoir trouvé un groupe avec qui fumer", cela représente exactement votre personnalité de fumeur.

L'objectif est maintenant de construire une "nouvelle" identité de non-fumeur. Pour cela, vous devez remplacer l'image que vous avez de vous-même en tant que fumeur ("J'aime m'asseoir avec d'autres fumeurs") par des pensées alternatives. Prenez une feuille ou votre carnet de notes et écrivez des choses qui vous définissent.

Pensez à vos points forts et à vos compétences qui ne sont pas liés au tabagisme ou qui vont dans le sens de la non-fumée. Par exemple : "Je suis doué pour la planification et ne suis donc pas interchangeable dans mon groupe d'amis", "Fumer ne me fait pas peur", ou "Je peux être un bon exemple pour mes collègues".

8. l'auto-efficacité et l'auto-renforcement. L'auto-efficacité est la conviction de pouvoir surmonter des problèmes majeurs par ses propres actions. Nos attitudes vis-à-vis de nos propres capacités et possibilités influencent nos émotions, notre façon de penser, nos actions et même notre réussite personnelle. Vous vous demandez probablement maintenant ce que vous devez faire avec cela.

Eh bien, l'auto-efficacité aide à concrétiser un projet. Reprenons depuis le début : votre grand objectif est de devenir non-fumeur. C'est votre projet, que vous voulez transformer en action. L'efficacité personnelle vous aide également à mieux gérer les doutes, car vous êtes déjà convaincu que vous pouvez y arriver. De plus, même si vous essuyez des échecs, vous vous relèverez, vous apprendrez et vous continuerez.

Mais comment pouvez-vous augmenter votre auto-efficacité ? Tout d'abord, ce sont vos propres expériences de réussite qui ont un impact sur vos convictions. Ne vous dites pas "Je viens de passer une semaine sans fumer", mais soyez fier du fait que vous avez déjà réussi à passer une semaine. Même les échecs et les revers ne doivent pas vous empêcher de continuer et d'atteindre l'objectif souhaité. Cherchez des modèles ou des témoignages de personnes qui ont réussi à arrêter de fumer. Vous devez toujours vous rappeler que vous n'êtes pas la première personne à avoir entrepris ce voyage.

Des témoignages sont disponibles sur Internet, ainsi que dans des brochures souvent distribuées dans les lieux publics. L'encouragement par d'autres personnes fait également partie du thème de l'efficacité personnelle. Des paroles élogieuses peuvent vous aider à croire en vous et à faire des efforts. Ne vous accrochez pas à des personnes qui ne croient de toute façon pas en votre réussite. Entourez-vous de personnes positives. Mais attention, assurez-vous que les personnes qui vous félicitent le pensent toujours et ne font pas semblant.

L'auto-renforcement est similaire à l'auto-efficacité. Il s'agit du fait que les conséquences internes encouragent nos comportements ou attitudes qui ont conduit à ces sentiments agréables. Il est possible que vous ayez déjà entendu parler de la "prophétie auto-réalisatrice". Vous êtes-vous déjà dirigé vers un passage piéton équipé d'un feu de signalisation en vous disant : "Il va certainement devenir rouge", et juste à ce moment-là, la situation attendue se produit effectivement ? C'est une prophétie auto-réalisatrice.

Ce que nous craignons se réalise dans la plupart des cas. Cependant, c'est à vous de décider si vous êtes optimiste ou pessimiste. En tant qu'optimiste, vous prévoyez l'issue positive d'une situation, alors qu'en tant que pessimiste, vous ne prévoyez que le négatif. Pour penser positivement, les auto-instructions positives sont utiles. Vous avez déjà appris quelque chose à ce sujet dans la section sur la carte d'urgence. Mais ici, je voudrais vous proposer un petit exercice d'entraînement mental.

Lors de l'entraînement mental, vous pouvez effectuer soit un exercice d'imagination positive, soit un exercice d'imagination de gestion . Dans l'exercice d'imagination positive, vous imaginez exactement comment une situation se déroule selon vos attentes. Dans l'exercice d'imagination d'adaptation, vous imaginez exactement comment vous vous sentez au départ dans une situation donnée.

Cela signifie que vous ressentez de la nervosité, de l'excitation, de la peur, etc. Ensuite, imaginez comment vous allez utiliser votre nouvelle stratégie. Cependant, avant de commencer les exercices, vous devez savoir exactement ce que vous voulez imaginer. Vous avez besoin de pensées utiles et d'auto-instructions positives, telles que "Je suis fier de moi", ou "Je peux y arriver". Vous pouvez trouver de nouvelles pensées en vous posant les deux questions pour une pensée saine : "Ma pensée correspond-elle à la réalité ?", et "Ma pensée m'aide-t-elle à me sentir et à me comporter comme je le souhaite ?

Si vous répondez "non" à ces deux questions, posez-vous la question suivante : "Comment dois-je penser pour me sentir et me comporter comme je le souhaite ? Notez vos idées sur une feuille ou dans un carnet afin de pouvoir vous y référer dans des situations critiques. Une fois que vous avez terminé vos représentations, il est important, au début de chaque entraînement mental, de vous mettre dans un état de relaxation. Vous pouvez ici effectuer l'exercice de relaxation décrit dans l'une des sections précédentes.

Dans l'exercice d'imagination positive, vous imaginez exactement comment vous aimeriez penser, ressentir et agir. Par exemple, au lieu de fumer, vous pouvez vous imaginer en train de respirer, de vous lever et d'aller faire une promenade. L'exercice d'imagination pour faire face est similaire à l'exercice d'imagination positive, mais au début, vous imaginez la situation difficile pour vous. Pensez à toutes les émotions et réactions qui peuvent survenir. Ensuite, commencez la deuxième partie en vous disant que vous allez être plus calme parce que vous avez des stratégies d'adaptation raisonnables et de bonnes pensées. Le processus est identique à celui de l'exercice d'imagination positive. A la fin, vous prenez trois respirations profondes et vous revenez lentement à la réalité. L'entraînement mental est une sorte de stratégie d'urgence qui comprend de nombreux éléments que vous avez déjà appris au cours du guide.

Si l'entraînement mental ne vous attire pas, vous pouvez pratiquer des exercices d'auto-renforcement plus simples, comme marquer chaque jour sans tabac sur votre calendrier ou mettre un peu d'argent dans une tirelire pour chaque jour sans tabac. De cette façon, vous pourrez toujours revenir sur vos succès et profiter pleinement du fait que vous êtes sans tabac.

9. la rechute. Les explications précédentes semblent toutes très positives, mais je n'ai pas besoin de vous faire croire ici que l'arrêt du tabac ne s'accompagne pas d'un risque de rechute. La plupart des rechutes surviennent au cours des trois premiers mois. Il y a souvent un décalage entre les déclarations verbales sur la prétendue motivation et le comportement réel. Votre objectif devrait être de les réconcilier. L'intention et le comportement devraient toujours être en accord chez vous. Si vous manquez de motivation, n'hésitez pas à demander de l'aide à d'autres personnes. L'important est que vous ne considériez pas les rechutes comme un échec, mais comme une source d'informations.

Réfléchissez à ce que vous avez appris dans la section sur l'efficacité personnelle et le renforcement de soi : Les échecs et les revers ne doivent pas vous empêcher de continuer et d'atteindre votre objectif. Ne vous découragez pas, car la plupart des fumeurs ont besoin de plusieurs tentatives pour devenir complètement non-fumeurs. Mais cela ne doit en aucun cas vous servir d'excuse pour ne pas persévérer.

Chaque voyage a une fin

Vous avez maintenant appris toutes les bases de l'apparition et du maintien de la dépendance. Des processus qui se déroulent dans le cerveau et le corps aux aspects psychologiques, vous avez appris pourquoi il est si difficile d'arrêter de fumer. Les effets sur le corps et l'esprit, tant positifs que négatifs, complètent les connaissances dans le domaine de la consommation de nicotine.

La partie pratique vous a fourni une grande boîte à outils pleine de conseils et d'exercices pour vous aider à vaincre votre dépendance. Tout voyage commence par un premier pas et a une fin. Vous avez déjà fait le premier pas en prenant ce guide en main. Le voyage qui vous attend maintenant va vous demander beaucoup d'efforts. Imaginez que vous êtes un chevalier qui revêt son armure et part au combat. Vous devez être prêt à abandonner la vie à laquelle vous êtes habitué pour vivre la vie à laquelle vous aspirez : une vie sans tabac. La date de fin du voyage est inconnue, mais la destination ne l'est pas. Il y aura toujours des situations qui vous inciteront à fumer, mais vous vous accrocherez et vous direz "non". Regardez vos réussites et soyez fier de ce que vous avez accompli.

Tout début est difficile. N'ayez pas peur des symptômes de sevrage, car le corps est dégrisé au bout de 20 à 30 heures. Le reste de ce qui vous attend se passe dans votre tête. Et n'oubliez pas que les premiers effets positifs apparaissent 20 minutes après la dernière cigarette. Restez ferme et maintenez toujours votre motivation à préférer le comportement alternatif à la cigarette, car comme on dit : "L'homme est un animal d'habitude".

Sources et bibliographie

Fondation Assmann pour la prévention (o. J.). *Le tabagisme*. Récupéré de https://www.assmann-stiftung.de/rauchen/

Birbaumer, N., & Schmidt, R. F. (2010). *Psychologie biologique* (7e édition mise à jour). Berlin, Allemagne : Springer.

Bühringer, G., & Behrendt, S. (2011). Les troubles liés à la consommation de substances : une introduction. Dans H. U. Wittchen & J. Hoyer (éd.), *Psychologie clinique et psychothérapie* (pp. 697-714). Berlin, Allemagne : Springer.

Centre allemand de recherche sur le cancer (o. J.). *Informations sur l'arrêt du tabac*. Récupéré de https://www.dkfz.de/de/rauchertelefon/index.html

Emerging Risk Factors Collaboration (2019). Facteurs de risque cardiovasculaire associés à la thromboembolie veineuse. *JAMA Cardiology, 4,* 163-173. doi:10.1001/jamacardio.2018.4537

Groh, C. A., Vittinghoff, E., Benjamin, E. J.,

Dupuis, J., & Marcus, G. M. (2019). Exposition au tabac dans l'enfance et risque de fibrillation auriculaire à l'âge adulte. *Journal of the American College of Cardiology, 74*, 1658-1664. doi:10.1016/j.jacc.2019.07.060.

Hartmann, M., Filipek, M., & Berking, M. (2012). Abus et dépendance aux substances. In M. Berking & W. Rief (éd.), *Psychologie clinique et psychothérapie* (pp. 173-184). Berlin, Allemagne : Springer.

Hoch, E., & Kröger, C. B. (2011). La dépendance à la nicotine. In M. Berking & W. Rief (éd.), *Psychologie clinique et psychothérapie* (pp. 767-782). Berlin, Allemagne : Springer.

Küfner, H., & Metzner, C. (2011). Abus et dépendance aux drogues. In M. Berking & W. Rief (Hrsg.), *Psychologie clinique et psychothérapie* (pp. 715-742). Berlin, Allemagne : Springer.

Kunter, M., & Pohlmann, B. (2015). Les enseignants. In E. Wild & J. Möller (éd.), *Pädagogische Psychologie* (pp. 261-281). Berlin, Allemagne : Springer.

Kuntic, M., Oelze, M., Steven, S., Kröller-Schön, S., Stamm, P., Kalinovic, S., Frenis, K., Vujacic-Mirski, K., Jimenez, M. T. B., Kvandova, M., Filippou, K, Zuabi, A. A., Brückl, V., Hahad, O., Daub, S., Varveri, F., Gori, T., Huesmann, R., Hoffmann, T., Schmidt, F. P., Keaney, J. F., Daiber, A., & Münzel, T. (2020). L'exposition à court terme à la vapeur de cigarette électronique provoque un stress oxydatif et un dysfonctionnement vasculaires

: preuve d'un lien étroit avec les dommages cérébraux et d'un rôle clé de la phagocyte NADPH oxydase (NOX-2). *European Heart Journal, 41*, 2472-2483. doi : 10.1093/eurheartj/ehz772

Landmann, M., Perels, F., Otto, B., Schnick-Vollmer K., & Schmitz, B. (2015). Autorégulation et apprentissage autorégulé. In E. Wild & J. Möller (Hrsg.), *Pädagogische Psychologie* (pp. 45-68). Berlin, Allemagne : Springer.

Lee, I. M., Shiroma, E. J., Evenson, K. R., Kamada, M., LaCroix, A. Z., & Buring, J. E. (2018). Activité physique accélérée et comportement sédentaire en relation avec la mortalité toutes causes. Circulation, 137, 203-205. doi:10.1161/CIRCULATIONAHA.117.031300

Lindson-Hawley, N., Banting, M., West, R., Michie, S., Shinkins, B., & Aveyard, P. (2016). Arrêt progressif ou brutal du tabagisme. *Annals of Internal Medicine, 164*, 585-592. doi:10.7326/M14-2805

Livingston, G., Huntley, J., Sommerlad, A., Ames, D., Ballard, C., Banerjee, S., Brayne, C., Burns, A., Cohen-Mansfield, J., Cooper, C., Costafreda, S. G., Dias, A., Fox, N., Gitlin, L. N., Howard, R, Kales, H. C., Kivimäki, M., Larson, E. B., Ogunniyi, A., Orgeta, V., Ritchie, K., Rockwood, K., Sampson, E. L., Samus, Q., Schneider, L. S., Selbaek, G., Teri, L., & Mukadam, N. (2020). Prévention, intervention et soins de la démence : rapport 2020 de la Commission Lancet. *The Lancet*

Commission, 396, 413-446.   doi:10.1016/S0140-6736(20)30367-6

Rinck, M., & Becker, E. S. (2011). Bases de la psychologie de l'apprentissage. In H. U. Wittchen & J. Hoyer (Hrsg.), *Psychologie clinique et psychothérapie* (pp. 107-128). Berlin, Allemagne : Springer.

Institut Robert Koch (n.d.). *Le tabagisme.* Récupéré de https://www.rki.de/DE/Content/Gesundheitsmonitoring/Themen/Rauchen/Rauchen_node.html

Stangl, W. (2017*). Expirer - la technique 4711. remarqué.* Récupéré de https://bemerkt.stangl-taller.at/ausatmen/

Swoboda, R. (2018). *Ne pensez pas à un éléphant rose maintenant.* Récupéré de https://www.mentalerleben.at/2018/02/13/denken-sie-jetzt-nicht-an-einen-rosa-elefanten/

Wolf, D. (2020). *L'entraînement mental.* https://www.angst-panik-hilfe.de/mentales-training.html

Organisation mondiale de la santé (2020). *Tobacco : Health benefits of smoking stop.* Récupéré de https://www.who.int/news-room/q-a-detail/tobacco-health-benefits-of-smoking-cessation